LIBRAIRIE
GERMER BAILLIÈRE

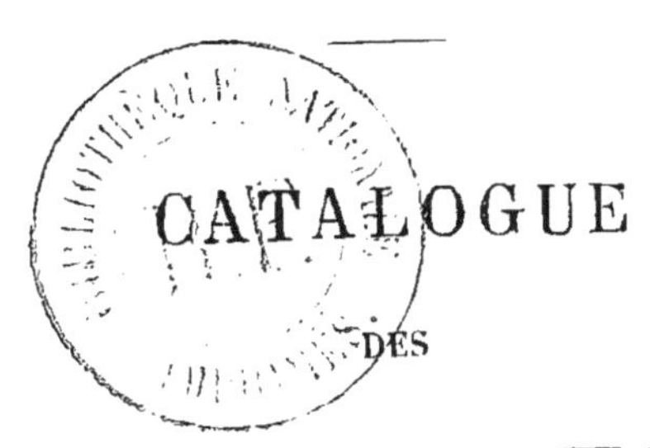

CATALOGUE

DES

LIVRES DE FONDS

LIVRES SCIENTIFIQUES

MAI 1873

PARIS
17, RUE DE L'ÉCOLE-DE-MÉDECINE, 17

LIVRES SCIENTIFIQUES

AGASSIZ. **De l'espèce et de la classification en zoologie**, traduit de l'anglais par M. VOGELI, édition remaniée par l'auteur. 1869, 1 vol. in-8 de la *Bibliothèque de philosophie contemporaine*.　　5 fr.

ALIBERT. **Traité des fièvres pernicieuses.** 1820, 1 vol. in-8. 5e édit.　　1 fr. 50

ALLIX. **De l'alimentation des nouveau-nés.** 1868, in-8.　　4 fr.

AMUSSAT fils. **Traitement du cancer du col de l'utérus par la galvano-caustique thermique.** 1871, in-8.　　2 fr.

AMUSSAT (Alph.). **De l'emploi de l'eau en chirurgie.** 1850, in-4.　　2 fr.

ANDRAL. **Cours de pathologie interne,** professé à la Faculté de médecine de Paris; recueilli et publié par M. le docteur Amédée LATOUR, 2e édition refondue. 1848, 3 vol. in-8 de 2076 pages. 12 fr.

ANDRY (Félix). **Recherches sur le cœur et sur le foie,** considérées au point de vue littéraire, médico-historique, symbolique, etc. 1858, 1 vol. in-8.　　4 fr.

ANDRY (Félix). **Manuel pratique de percussion et d'auscultation.** 1845, 1 vol. gr. in-18 de 536 pages　　1 fr. 50

ANGER (Benjamin). **De l'étranglement intestinal.** 1865, in-4 de 50 pages avec figures dans le texte.　　2 fr.

ANGER (Benjamin). **Traité iconographique des maladies chirurgicales,** précédé d'une introduction par M. le professeur VELPEAU. 1866, in-4. 1re partie : luxations et fractures.　　150 fr.

ANGLADA. **Traité des eaux minérales** et des établissements thermaux des Pyrénées-Orientales. 1833, 2 vol. in-8.　　2 fr. 50

Annales d'oculistique. — Tables générales, dressées par le docteur WARLOMONT, des tomes I à XXX. 1838 à 1853. 1 vol. in-8. 3 fr.

Annales de la Société d'hydrologie médicale de Paris. — Comptes rendus des séances de 1854 à 1872. 17 vol. in-8.　　119 fr

ARCHIAC (d'). **Leçons sur la faune quaternaire,** professées au Muséum d'histoire naturelle. 1865, 1 vol. in-8.　　3 fr. 50

ARRÉAT. **Éléments de philosophie médicale,** ou Théorie fondamentale de la science des faits médico-biologiques. 1858, 1 vol. in-8.　　7 fr. 50 c.

ARRÉAT. **De l'homœopathie,** simples réflexions propres à servir de réponse aux objections contre cette méthode de guérison. 1859, in-8.　　1 fr. 50

ARTIGUES. **Amélie-les-Bains, son climat et ses thermes,** comprenant un aperçu historique sur l'ancienneté des thermes, sur l'état actuel de la station et les améliorations qu'elle comporte, la topographie, l'analyse des eaux sulfureuses et leur mode d'action dans les maladies, 1864, 1 vol. in-8 de 267 pages.　　3 fr. 50

AUBER (Édouard). **Traité de la science médicale** (histoire et dogme), comprenant : 1° un précis de méthodologie et de médecine préparatoire ; 2° un résumé de l'histoire de la médecine, suivi de notices historiques et critiques sur les écoles de Cos. d'Alexandrie. de Salerne, de Paris, de Montpellier et de Strasbourg ; 3° un exposé des principes généraux de la science médicale, renfermant les éléments de la pathologie générale. 1853, 1 fort vol. in-8.   8 fr.

AUBER (Éd.). **Hygiène des femmes nerveuses**, ou conseils aux femmes pour les époques critiques de leur vie. 1844, 2e édit., 1 vol. gr. in-18.   3 fr. 50

AUBER (Éd.). **De la fièvre puerpérale devant l'Académie de médecine**, et des principes du vitalisme hippocratique appliqués à la solution de cette question. 1858, in-8.   3 fr. 50

AUBER (Éd.). **Philosophie de la médecine.** 1865, 1 vol. in-18, de la *Bibliothèque de philosophie contemporaine.*   2 fr. 50

AUBER (Éd.). **Institutions d'Hippocrate,** ou exposé dogmatique des vrais principes de la médecine, extraits de ses œuvres ; renfermant : les dogmes de la science et de l'art, l'histoire naturelle des maladies. les règles de l'hygiène et de la thérapeutique, les éléments de la philosophie médicale et les premiers tableaux des maladies ; précédées d'une notice historique et critique sur les livres hippocratiques et suivies d'une dissertation philosophique sur l'hippocratisme. 1864, 1 vol. gr. in-8 de luxe.   10 fr.

AUBER (Éd.). **Guide médical du baigneur à la mer.** 1851, 1 vol. in-18.   3 fr. 50

BACHELET (H.). **Nouveau guide du dyspeptique**, recherches sur la dyspepsie iléo-cæcale. 1872, in-12 de 267 pages. 2e édit.   3 fr.

BARTHEZ. **Nouveaux éléments de la science de l'homme**, par P. J. Barthez, médecin de S. M. Napoléon 1er. 3e édition, augmentée du Discours sur le génie d'Hippocrate, de Mémoires sur les fluxions et les coliques iliaques, sur la thérapeutique des maladies, sur l'évanouissement, l'extispice, la fascination, le faune, la femme, la force des animaux ; collationnée et revue par M. E. Barthez, médecin de S. A. le prince impérial et de l'hôpital Sainte-Eugénie, etc. 1858. 2 vol. in-8 de 1010 pages.   6 fr.

BARTHEZ et RILLET. **Traité clinique et pratique des maladies des enfants.** 1861, 2e édit., refondue, 2e tirage, 3 vol. in-8. 25 fr.

BAUDELOCQUE. **L'art des accouchements.** 1844. 8e édition. 2 vol. in-8 de 1340 pages avec 17 planches.   18 fr.

BAUDRIMONT. **Théorie de la formation du globe terrestre.** pendant la période qui a précédé l'apparition des êtres vivants. 1867. 1 vol. in-18.   2 fr. 50

BAUMÈS. **Précis théorique et pratique sur les maladies vénériennes.** 1840, 2 vol. in-8.   5 fr.

BAYLE (A. L. J.). **Éléments de pathologie médicale.** 1856, 2 vol. in-8 de 1236 pages.   14 fr.

BAYLE (G. L.). **Traité des maladies cancéreuses**, revu et augmenté par A. L. J. Bayle, agrégé de la Faculté de Paris. 1834-1839. 2 vol. in-8.   2 fr.

BECQUEREL. **Traité clinique des maladies de l'utérus et de ses annexes**, par M. L. A. Becquerel, médecin de l'hôpital de la Pitié, professeur agrégé à la Faculté de médecine de Paris. 1859, 2 vol. in-8 de 1061 pages, avec un atlas de 18 planches (dont 5 coloriées), représentant 44 figures.   20 fr.

BECQUEREL. **Traité des applications de l'électricité à la thérapeutique médicale et chirurgicale.** 1860. 2e édition, 1 vol. in-8.   7 fr.

BECQUEREL ET **RODIER**. **Traité de chimie pathologique appliquée à la médecine pratique**. 1854, 1 vol. in-8. 7 fr.

BELHOMME. **Considérations sur l'appréciation de la folie**, sa localisation et son traitement. 1834-1848, 5 mémoires in-8. 10 fr.

BÉRAUD (B. J.). **Essai sur le cathétérisme du canal nasal**, suivant la méthode de Laforest, procédé nouveau. 1855, in-8 avec 4 figures. 2 fr. 50

BÉRAUD (B. J.). **Recherches sur l'orchite et l'ovarite varioleuses**. 1859, in-8. 1 fr. 50

BÉRAUD (B. J.). **Atlas complet d'anatomie chirurgicale topographique**, pouvant servir de complément à tous les ouvrages d'anatomie chirurgicale, composé de 109 planches représentant plus de 200 gravures dessinées d'après nature par M. Bion, et avec texte explicatif. 1865, 1 fort vol. in-4.

<blockquote>

Prix : fig. noires, relié. 60 fr.

— fig. coloriées, relié. 120 fr.

</blockquote>

Ce bel ouvrage, auquel on a travaillé pendant sept ans, est le plus complet qui ait été publié sur ce sujet. Toutes les pièces disséquées dans l'amphithéâtre des hôpitaux ont été reproduites d'après nature par M. Bion, et ensuite gravées sur acier par les meilleurs artistes. Après l'explication de chaque planche, l'auteur a ajouté les applications à la pathologie chirurgicale, à la médecine opératoire, se rapportant à la région représentée.

BÉRAUD (B. J.) ET **VELPEAU**. **Manuel d'anatomie chirurgicale générale et topographique**. 1862, 2ᵉ édition, 1 vol. in-18 de 622 pages. 7 fr.

BÉRAUD (B. J.) ET **ROBIN**. **Manuel de physiologie de l'homme et des principaux vertébrés**. 1856-1857, 2 vol. gr. in-18, 2ᵉ édit., entièrement refondue. 12 fr.

BERGERET. **Philosophie des sciences cosmologiques**, critique des sciences et de la pratique médicale. 1866, in-8 de 310 p. 4 fr.

BERGERET (de Saint-Léger). **Petit manuel de la santé**. 1 vol. in-18 avec 50 fig. dans le texte. 7 fr.

BERGERET. **De l'urine**, chimie physiologique et microscopie pratique. 1868, 1 vol. in-18. 4 fr. 50

BERNARD (Claude). **Leçons sur les propriétés des tissus vivants** faites à la Sorbonne, rédigées par M. Émile ALGLAVE, avec 94 fig. dans le texte. 1866, 1 vol. in-8. 8 fr.

BERT (Paul). **Projet de loi sur l'organisation de l'enseignement supérieur**. 1872, in-8. 2 fr.

BERTET. **Des parasites de l'homme** tant internes qu'externes et des moyens qu'il convient d'employer pour les détruire. 1866, in-8 de 55 pages. 1 fr. 50

BERTET. **Pathologie et chirurgie du col utérin**. 1866, in-8 de 96 pages. 2 fr. 50

BERTON. **Guide et questionnaire** de tous les examens de médecine et des concours de l'internat, de l'externat et de l'école pratique, avec les réponses des examinateurs eux-mêmes aux questions les plus difficiles, et suivi de grands tableaux synoptiques inédits d'anatomie et de pathologie. 1 vol. in-18, 1863. 2 fr. 50

BERTRAND. **Traité du somnambulisme**, et des différentes modifications qu'il présente. 1823, 1 vol. in-8. 7 fr.

BERTULUS (Évar.). **Marseille et son intendance militaire**. à propos de la peste de la fièvre jaune, du choléra et des événements de Saint-Nazaire (Loire-Inférieure), en 1861. 1864, 1 vol. gr. in-8 de 500 pages. 7 fr.

BEYRAN. **Éléments de pathologie générale.** 1863, 1 vol. gr. in-18.   3 fr. 50

BLANCHARD. **Les métamorphoses, les mœurs et les instincts des insectes**, par M. Émile BLANCHARD, de l'Institut, professeur au Muséum d'histoire naturelle. 1868, 1 magnifique volume grand in-8 jésus, avec 160 fig. intercal. dans le texte et 40 gr. pl. hors texte.
    Broché.   30 fr.
    Relié demi-maroquin.   35 fr.

BLANDIN. **Atlas d'anatomie topographique**, ou d'anatomie des régions du corps humain, considérée dans ses rapports avec la chirurgie et la médecine opératoire. 1834, 20 pl. in-fol.   5 fr.

BLANDIN. **De l'autoplastie**, ou restauration des parties du corps qui ont été détruites, à la faveur d'un emprunt fait à d'autres parties plus ou moins éloignées. Paris, 1836, 1 vol. in-8.   2 fr.

BLANQUI. **L'éternité par les astres.** 1872, in-8 de 78 pages. 2 fr.

BLATIN ET NIVET. **Traité des maladies des femmes**, qui déterminent des flueurs blanches, des leucorrhées ou tout autre écoulement utéro-vaginal. 1842, 1 vol. in-8.   7 fr.

BLATIN (Antoine). **Recherches sur la typhlite et la pérityphlite consécutive.** 1868, gr. in-8 de 106 pages.   2 fr. 50

BLATIN. **Recherches physiologiques et cliniques sur la nicotine et le tabac**, précédées d'une introduction sur la méthode expérimentale en thérapeutique. 1870, gr. in-8.   4 fr.

BILLROTH. **Traité de pathologie chirurgicale générale**, traduit de l'allemand par MM. Culmann et Sengel, précédé d'une introduction par M. Verneuil. 1 fort vol. gr. in-8, avec 100 fig. dans le texte.   14 fr.

BINZ. **Abrégé de matière médicale et de thérapeutique**, traduit de l'allemand par J. Alquier et Courbon, internes des hôpitaux de Lyon. 1872, 1 vol. in-18.   2 fr. 50

Biographie médicale par ordre chronologique, d'après Daniel Leclerc, Éloy, Freind, Sprengel, Dezeimeris, etc. 1855, 2 vol. in-8 à 2 colonnes.   2 fr. 50

BOBIERRE (Ad.). **Traité de manipulations chimiques**, description raisonnée de toutes les opérations chimiques et des appareils dont elles réclament l'emploi. 1844, 1 vol. in-8 de 493 pages avec 173 fig.   3 fr. 50

BOCQUILLON. **Manuel d'histoire naturelle médicale.** 1871. 2 vol. in-18 avec 415 fig. dans le texte.   14 fr.

BOCQUILLON. **Revue du groupe des verbénacées**, recherche des types, organogénie, organographie, classification, description des genres. 1863, 1 vol. gr. in-8 de 186 pages avec 20 planches gravées sur acier.   15 fr.

BOCQUILLON. **Anatomie et physiologie des organes reproducteurs des champignons et des lichens.** 1869, in-4. 2 fr. 50

BOCQUILLON. **Mémoire sur le groupe des Tiliacées.** 1867, gr. in-8 de 48 pages.   2 fr.

BONNET. **Traité complet, théorique et pratique des maladies du foie.** 1841, 2e édit. 1 vol. in-8.   2 fr.

BOSSU. **Nouveau compendium médical à l'usage des médecins-praticiens**, contenant : 1° la pathologie générale ; 2° un dictionnaire de pathologie interne, avec l'indication des formules les plus usitées dans le traitement des maladies ; 3° un memento thérapeutique, avec la définition de toutes les préparations pharmaceutiques. 1867, 4e édition. 1 vol. gr. in-18.   7 fr.

BOSSU. Traité des plantes médicinales indigènes, précédé d'un cours de botanique. 3e édition. 1872, 1 vol. in-8 et atlas de 60 planches représentant 1100 figures.

  Prix : fig. noires.   13 fr.
    — fig. coloriées.   22 fr.

BOSSU. Nouveau dictionnaire d'histoire naturelle et des phé nomènes de la nature. 1857-59, 3 vol. in-4 avec 1370 fig. 27 fr.

BOSSU. Anthropologie, ou étude des organes, fonctions et maladies de l'homme et de la femme. 2 forts vol. in-8, avec atlas de 20 planches 1870, 6e édition.

  Prix : avec atlas noir.   15 fr.
    — avec atlas colorié.   21 fr.

BOTKIN. Des maladies du cœur. Leçons de clinique médicale faites à l'université de Saint-Pétersbourg. 1870, in-8.   3 fr. 50

BOTKIN. De la fièvre. Leçons de clinique médicale faites à l'Université de Saint-Pétersbourg. 1872, in-8.   4 fr. 50

BOUCHARDAT. Annuaire de thérapeutique, de matière médicale, de pharmacie et de toxicologie de 1841 à 1873, contenant le résumé des travaux thérapeutiques et toxicologiques publiés de 1840 à 1872, et les formules des médicaments nouveaux, suivi de Mémoires divers de M. le professeur Bouchardat.

1841. — Monographie du diabétès sucré.
1842. — Observations sur le diabétès sucré et mémoire sur une maladie nouvelle, l'*hippurie*.
1843. — Mémoire sur la digestion.
1844. — Recherches et expériences sur les contre-poisons du sublimé corrosif, du plomb, du cuivre et de l'arsenic.
1845. — Mémoire sur la digestion des corps gras.
1846. — Recherches sur des cas rares de chimie pathologique et mémoire sur l'action des poisons et de substances diverses, sur les plantes et les poisons.
1846, supplément. — 1° Trois mémoires sur les fermentations.
    2° Un mémoire sur la digestion des substances sucrées et féculentes, et des recherches sur les fonctions du pancréas.
    3° Un mémoire sur le diabète sucré ou glucosurie.
    4° Note sur les moyens de déterminer la présence et la quantité de sucre dans les urines.
    5° Notice sur le pain de gluten.
    6° Note sur la nature et le traitement physiologique de la phthisie.
1847. — Mémoire sur les principaux contre-poisons et sur la thérapeutique des empoisonnements, et diverses notices scientifiques.
1848. — Nouvelles observations sur la glycosurie, notice sur la thérapeutique des affections syphilitiques, et mémoire sur l'influence des nerfs pneumogastriques dans la digestion.
1849. — Mémoire sur la thérapeutique du choléra.
1850. — Mémoire sur la thérapeutique des affections syphilitiques et observations sur l'affaiblissement de la vue coïncidant avec les maladies dans lesquelles la nature de l'urine est modifiée.
1851. — Mémoire sur la pathogénie et la thérapeutique du rhumatisme articulaire aigu.
1852. — Mémoire sur le traitement de la phthisie et du rachitisme par l'huile de foie de morue.
1856. — Mémoires : 1° sur les amidonneries insalubres ; 2° sur le rôle des matières albumineuses dans la nutrition.
1856, supplément. — 1° Histoire physiologique et thérapeutique de la cinchonine ;
    2° Rapports sur les remèdes proposés contre la rage ;
    3° Recherches sur les alcaloïdes dans les veines ;
    4° Solution alumineuse benzinée ;
    5° La table alphabétique des matières contenues dans les annuaires de 1841 à 1855, rédigée par M. le docteur Ramon.
1857. — Mémoire sur l'oligosurie, avec des considérations sur la polyurie.
1858. — Mémoire sur la genèse et le développement de la fièvre jaune.
1859. — Rapports sur les farines falsifiées, le pain bis et le vin plâtré.
1860. — Mémoire sur l'infection déterminée dans le corps de l'homme par la fermentation putride des produits morbides ou excrémentitiels. Des désinfectants qui peuvent être employés pour prévenir cette infection.
1861. — Mémoire sur l'emploi thérapeutique externe du sulfate simple d'alumine et de zinc, par M. le docteur Homolle.

1861, supplément.— 1° Mémoire sur l'étiologie et la prophylaxie de la tuberculisation pulmonaire ;
2° Étude sur les mucédinées parasites qui nuisent le plus à l'homme ;
3° Considérations et documents sur l'entraînement des pugilistes ;
4° Mémoire sur la pimélorrhée ;
5° Instruction pour l'usage de l'uromètre de M. Bouchardat.
1862. — Deux conférences faites aux ouvriers sur l'usage et l'abus des liqueurs fortes et des boissons fermentées.
1863. — Mémoire sur les eaux potables.
1864. — Trois notes sur l'origine et la nature de la vaccine, sur l'inoculation et sur le traitement de la syphilis.
1865. — Mémoire sur l'exercice forcé dans le traitement de la glycosurie.
1866. — Mémoire sur les poisons, les venins, les virus, les miasmes spécifiques dans leurs rapports avec les ferments.
1867. — Mémoire sur la gravelle.
1868. — Mémoire sur le café.
1869. — Mémoire sur la production de l'urée. — Mémoire sur l'étiologie de la glycosurie.
1870. — Mémoire sur la goutte.
1871-72. — Mémoire sur l'état sanitaire de Paris et de Metz pendant le siége.
1873. — Mémoire sur l'étiologie du typhus.

La collection complète se compose de 31 années et 3 suppléments. 34 vol. grand in-32. — Prix de chacun :   1 fr. 25

BOUCHARDAT. **Supplément à l'Annuaire de thérapeutique**, etc., pour 1846, contenant des mémoires : 1° sur les fermentations; 2° sur la digestion des substances sucrées et féculentes et sur les fonctions du pancréas, par MM. BOUCHARDAT et SANDRAS ; 3° sur le diabète sucré ou glycosurie ; 4° sur les moyens de déterminer la présence et la quantité de sucre dans les urines ; 5° sur le pain de gluten ; 6° sur la nature et le traitement physiologique de la phthisie. 1 vol. gr. in-32.   1 fr. 25

BOUCHARDAT. **Supplément à l'Annuaire de thérapeutique**, etc., pour 1856, contenant : 1° l'histoire physiologique et thérapeutique de la cinchonine ; 2° rapport sur les remèdes proposés contre la rage ; 3° recherches sur les alcaloïdes dans les urines ; 4° solution alumineuse benzinée ; 5° la table alphabétique des matières contenues dans les Annuaires de 1841 à 1855, rédigée par M. Ramon. 1 vol. in-32.   1 fr. 25

BOUCHARDAT. **Supplément à l'Annuaire de thérapeutique pour 1861**, contenant : 1° un mémoire sur l'étiologie et la prophylaxie de la phthisie pulmonaire ; 2° une étude sur les mucédinées parasites qui nuisent le plus à l'homme ; 3° des documents sur l'entrainement ; 4° une instruction pour l'usage de l'uromètre de M. Bouchardat. 1 vol. in 32.   1 fr. 25

BOUCHARDAT. **Nouveau formulaire magistral**, précédé d'une notice sur les hôpitaux de Paris, de généralités sur l'art de formuler, suivi d'un précis sur les eaux minérales naturelles et artificielles, d'un mémorial thérapeutique, de notions sur l'emploi des contre-poisons, et sur les secours à donner aux empoisonnés et aux asphyxiés. 1873, 18° édition, revue, corrigée d'après le *Codex*, augmentée de quatre notices sur les usages thérapeutiques du lait, du vin, sur les cures de petit-lait, de raisin et de formules nouvelles. 1 vol. in-18.   3 fr. 50

BOUCHARDAT. **Physique, avec ses principales applications.** 1851, 1 vol. gr. in-18 de 540 pages, avec 230 fig. dans le texte. 3° édit.   2 fr.

BOUCHARDAT. **Histoire naturelle**, contenant la zoologie, la botanique, la minéralogie et la géologie. 1844, 2 vol. gr. in-18, avec 308 figures.   2 fr.

BOUCHARDAT. **Opuscules d'économie rurale**, contenant les engrais, la betterave, les tubercules de dahlia, les vignes et les vins, le lait, le pain, les boissons, l'alucite, la digestion et les maladies des vers à soie, les sucres, l'influence des eaux potables sur le goitre, etc. 1851, 1 vol. in-8. 3 fr. 50

BOUCHARDAT. **Traité des maladies de la vigne.** 1853, 1 vol. in-8. 3 fr. 50

BOUCHARDAT. **Formulaire vétérinaire**, contenant le mode d'action, l'emploi et les doses des médicaments simples et composés, prescrits aux animaux domestiques par les médecins vétérinaires français et étrangers, et suivi d'un mémorial thérapeutique. 1862, 2ᵉ édit., 1 vol. in-18. 4 fr. 50

BOUCHARDAT. **Manuel de matière médicale**, de thérapeutique comparée et de pharmacie. 1873, 2 vol. gr. in-18, 5ᵉ édit. 16 fr.

BOUCHARDAT. **Le travail**, son influence sur la santé (conférences faites aux ouvriers). 1863, 1 vol. in-18. 2 fr. 50

BOUCHARDAT et H. JUNOD. **L'eau-de-vie et ses dangers**, conférences populaires, 1 vol. in-18. 1 fr.

BOUCHARDAT et QUEVENNE. **Du lait**, 1ᵉʳ fascicule, instruction sur l'essai et l'analyse du lait; 2ᵉ fascicule, des laits de femme, d'ânesse, de chèvre, de brebis, de vache. 1857, 1 vol. in-8. 6 fr.
On vend séparément l'*instruction* pour l'essai et l'analyse du lait. 1856, in-8, br. 1 fr. 25

BOUCHARDAT et DELONDRE. **Quinologie**. Des quinquinas et des questions qui, dans l'état présent de la science et du commerce, s'y rattachent avec le plus d'actualité. 1854, 1 vol. gr. in-4, avec 23 pl. coloriées et 2 cartes. 40 fr.

BOUCHARDAT (Gustave). **Histoire générale des matières albuminoïdes**. Thèse d'agrégation. 1 vol. in-8, 1872. 2 fr. 50

BOUCHUT et DESPRÉS. **Dictionnaire de médecine et de thérapeutique médicale et chirurgicale**, comprenant le résumé de la médecine et de la chirurgie, les indications thérapeutiques de chaque maladie, la médecine opératoire, les accouchements, l'oculistique, l'odontechnie, les maladies d'oreilles, l'électrisation, la matière médicale, les eaux minérales et un formulaire spécial pour chaque maladie. 2ᵉ édit. 1872, 1 fort vol. in-4 avec 800 fig. intercalées dans le texte.
Prix : broché. 25 fr.
— cartonné. 27 fr.
— relié. 29 fr.

BOUCHUT. **Diagnostic des maladies du système nerveux par l'ophthalmoscopie**. 1866, 1 vol. in-8 avec atlas de planches coloriées. 9 fr.

BOUCHUT. **Histoire de la médecine et des doctrines médicales**. 1873, 2 forts vol. in-8. 16 fr.

BOURGUIGNON et SANDRAS. **Traité pratique des maladies nerveuses**. 2ᵉ édition, corrigée et considérablement augmentée. 1860-1863, 2 vol. in-8. 12 fr.

BRACHET. **Physiologie élémentaire de l'homme**. 1854, 2 vol. in-8. 3 fr.

BRÉMOND (E.). **De l'hygiène de l'aliéné**. 1871. br. in-8. 2 fr.

BRICHETEAU. **Traité sur les maladies chroniques qui ont leur siége dans les organes de l'appareil respiratoire**, la phthisie pulmonaire, les diverses affections des poumons et des plèvres, la phthisie laryngée et trachéale, la bronchite chronique, le rhume, le catarrhe pulmonaire, l'hémoptysie, l'asthme, l'aphonie, les dyspnées nerveuses, etc. 1852, 1 vol. in-8 de 664 pages. 3 fr.

BRICHETEAU. Traité de l'hydrocéphale aiguë ou fièvre céré--brale des enfants. 1826, 1 vol. in-8. 1 fr.

BRIERRE DE. BOISMONT. Des maladies mentales (extrait de la pathologie médicale du professeur Requin). In-8 de 90 pages. 2 fr.

BRIERRE DE BOISMONT. Des hallucinations, ou histoire raisonnée des apparitions, des visions, des songes, de l'extase, du magnétisme et du somnambulisme. 1862, 3ᵉ édition très-augmentée. 1 vol. in-8. 7 fr.

BRIERRE DE BOISMONT. Du suicide et de la folie suicide, considérés dans leurs rapports avec la statistique, la médecine et la philosophie. 1865. 2ᵉ édition, 1 vol. in-8 de 680 pages. 7 fr.

BRIERRE DE BOISMONT. Joseph Guislain, sa vie et ses écrits, esquisses de médecine mentale. 1867, 1 vol. in-8. 5 fr.

BRIGHAM. Quelques observations chirurgicales. 1872, gr. in-8 de 102 pages, sur papier de Hollande avec 4 photographies hors texte. 5 fr.

BROC. Essai sur les races humaines, considérées sous les rapports anatomique et philosophique. 1836, 1 vol. in-8 avec 11 fig. 1 fr. 25

BROUSSAIS. Recherches sur la fièvre hectique. Paris, 1803, in-8. 1 fr.

BROWN. Éléments de médecine. 1805, trad. du latin, avec des addit. par M. Fouquier. 1 vol. in-8. 2 fr.

BUCHNER (Louis). Science et nature, traduit de l'allemand, par A. Delondre. 1866, 2 vol. in-18 de la *Bibliothèque de philosophie contemporaine.* 5 fr.

Bulletins de la Société anatomique de Paris, rédigés par MM. Axenfeld, Bauchet, Bell, Bérard, Bourdon, Broca, Chassaignac, Demarquay, Denucé-Deville, Forget, Foucher, Giraldès, Gosselin, Lenoir, Leudet, Livois, Maréchal, Mercier, Pigné, Richard, Royer-Collard, Sestier, A. Tardieu, Thibault, Valleix, Vigla ; années 1826 à 1834, 1837, 1838, 1840 à 1855, 26 vol. in-8.
    Prix des années 1826 à 1834, chacune 1 fr.
    Prix des autres volumes, chacun 2 fr.

BURGGRAEVE. Anatomie de texture, ou histologie appliquée à la physiologie et à la pathologie. Gand, 1845, 2ᵉ édit. 1 vol. gr. in-8 de 720 pages avec 138 fig. 2 fr. 50

BURGGRAEVE. Précis de l'histoire de l'anatomie, comprenant l'examen comparatif des ouvrages des principaux anatomistes anciens et modernes. Gand, 1853, 1 vol. gr. in-8. 2 fr. 50

BURGGRAEVE. Le génie de la chirurgie, considéré sous le rapport des pansements, des opérations, du diagnostic, du pronostic et du traitement. Gand, 1853, 1 vol. gr. in-8 de 436 pages. 2 fr. 50

BYASSON (H.) ET FOLLET (A.). Étude sur l'hydrate de chloral et le trichloracétate de soude. 1871, in-8 de 64 pages. 2 fr.

CABADÉ. Essai sur la physiologie des épithéliums. 1867, in-8 de 88 pages avec 2 planches gravées. 2 fr. 50

CAHAGNET. Abrégé des merveilles du ciel et de l'enfer, de Swedenborg, 1855, 1 vol. gr. in-18. 3 fr. 50

CAHAGNET. Arcanes de la vie future dévoilés, où l'existence, la forme, les occupations de l'âme après sa séparation du corps sont prouvées par plusieurs années d'expériences au moyen de huit *Somnambules extatiques,* qui ont eu 80 perceptions de 36 personnes de diverses conditions, décédées à différentes époques, leurs signalements, conversations, renseignements. Preuves irrécusables de leur existence au monde spirituel. 1848-1860, 3 vol. gr. in-18. 15 fr.

CAHAGNET. **Encyclopédie magnétique spiritualiste**, traitant spécialement de faits physiologiques. Magie magnétique, swedenborgianisme, nécromancie, magie céleste. 1854 à 1862, 7 vol. gr. in-18. 28 fr.

CAHAGNET. **Études sur l'homme**. 1858, 1 vol. gr. in-18. 1 fr.

CAHAGNET. **Lettres odiques-magnétiques** du chevalier Reichenbach, traduites de l'allemand. 1833, 1 vol. in-18. 1 fr. 50

CAHAGNET. **Lumière des morts**, ou études magnétiques, philosophiques et spiritualistes, dédiées aux penseurs du xixᵉ siècle. 1851. 1 vol. gr. in-18. 5 fr.

CAHAGNET. **Magie magnétique**, ou traité historique et pratique de fascinations, de miroirs kabbalistiques, d'apports, de suspensions, de pactes, de charmes des vents, de convulsions, de possession, d'envoûtement, de sortiléges, de magie de la parole, de correspondances sympathiques et de nécromancie. 1858, 2ᵉ édit. 1 vol. gr. in-18. 7 fr.

CAHAGNET. **Révélations d'outre-tombe**, par les esprits Galilée, Hippocrate, Franklin, etc., sur Dieu, la préexistence des âmes, la création de la terre, l'astronomie, la météorologie, la physique, la métaphysique, la botanique, l'hermétisme, l'anatomie vivante du corps humain, la médecine, l'existence du Christ et du monde spirituel, les apparitions et les manifestations spirituelles du xixᵉ siècle. 1856, 1 vol. in-18. 5 fr.

CAHAGNET. **Sanctuaire du spiritualisme**, ou étude de l'âme humaine et de ses rapports avec l'univers, d'après le somnambulisme et l'extase. 1850, 1 vol. in-18. 5 fr.

CAHAGNET. **Traitement des maladies**, ou étude sur les propriétés médicinales de 150 plantes les plus connues et les plus usuelles, par l'extatique ADÈLE MAGINOT, avec une exposition des diverses méthodes de magnétisation. 1851, 1 vol. gr. in-18. 2 fr. 50

CAHAGNET. **Méditations d'un penseur**, ou mélanges de philosophie et de spiritualisme, d'appréciations, d'aspirations et de déceptions. 1861, 2 vol. in-18. 10 fr.

CARON. **Le Code des jeunes mères**. Traité théorique et pratique pour l'éducation physique des nouveau-nés. 1859, 1 vol. in-8. 3 fr. 50

CARON. **La puériculture**, ou la science d'élever hygiéniquement et physiologiquement les enfants. 1866, in-18 de 280 pages. 3 fr. 50

CARON. **Guide pratique de l'alimentation hygiénique et physiologique au sein ou au biberon**. 1867, in-18 de 70 pages. 1 fr.

CARPON. **Voyage à Terre-Neuve**. 1852, 1 vol. in-8. 2 fr. 50

CARRIER. **Étude sur la localisation dans le cerveau de la faculté du langage articulé**. In-8 de 77 pages. 2 fr.

CARRIÈRE. **Recherches sur les eaux minérales sodo-bromurées de Salins**. 1856, in-12. 1 fr. 50

CARRON DU VILLARDS. **Guide pratique pour l'exploration de l'œil**. 1836, in-8. 1 fr. 50

CASPER. **Traité pratique de médecine légale**, rédigé d'après des observations personnelles, par Jean-Louis Casper, professeur de médecine légale de la Faculté de médecine de Berlin ; traduit de l'allemand sous les yeux de l'auteur, par M. Gustave Germer Baillière. 1862, 2 vol. in-8. 15 fr.

CASTORANI. **Mémoire sur le traitement des taches de la cornée**, *néphelion albugo*. 1867, in-8. 1 fr.

CAUSIT. Étude sur les polypes du larynx chez les enfants, et en particulier sur les polypes congénitaux. 1867, in-8 de 162 pages avec 3 planches lithographiées. 3 fr. 50

CHARCOT et **CORNIL. Contributions à l'étude des altérations anatomiques de la goutte,** et spécialement du rein et des articulations chez les goutteux. 1864, in-8 de 30 pages avec pl. 1 fr. 50

CHARPIGNON. Physiologie, médecine et métaphysique du magnétisme. 1848, 1 vol. in-8 de 480 pages. 6 fr.

CHARPIGNON. Considérations sur les maladies de la moelle épinière. 1860, in-8. 1 fr.

CHARPIGNON. Études sur la médecine animique et vitaliste. 1864, 1 vol. gr. in-8 de 192 pages. 4 fr.

CHAUFFARD. Fragments de critique médicale, Broussais, Magendie, Chomel. 1864, in-8 de 67 pages. 1 fr. 50

CHAUFFARD. Laennec, conférence faite à la Faculté de médecine, le 3 avril 1865. In-8 de 50 pages. 1 fr. 25

CHAUFFARD. De la spontanéité et de la spécificité dans les maladies. 1867, 1 vol. in-18 de 232 pages. 3 fr.

CHÉRUBIN. De l'extinction des espèces, études biologiques sur quelques-unes des lois qui régissent la vie. 1868, in-18. 2 fr. 50

CHEVALLIER (Paul). De la paralysie des nerfs vaso-moteurs dans l'hémiplégie. 1867, in-8 de 50 pages. 1 fr. 50

CHIPAULT (Antony). De la résection sous-périostée dans la fracture de l'omoplate par armes à feu. In-8 de 30 pages et six pl. 3 fr. 50

CHIPAULT. Fractures par armes à feu. expectation, résection sous-périostée, évidement, amputation. Paris, 1872, 1 vol. gr. in-8 avec 37 planches chromolithographiées. 25 fr.

CHOMEL. Leçons de clinique médicale. faites à l'Hôtel-Dieu de Paris, recueillies et publiées sous ses yeux par MM. les docteurs Genest, Requin et Sestier. 1834-1840. 3 vol. in-8. 12 fr.

CHRISTIAN (P.). Histoire de la magie, du monde surnaturel. et de la fatalité à travers les temps et les peuples. 1 vol. gr. in-8 de 669 pages avec un grand nombre de figures et 16 planches hors texte. 15 fr.

CLÉMENCEAU. De la génération des éléments anatomiques. précédé d'une introduction par M. le professeur Robin. 1867, in-8. 5 fr.

CLOQUET (H.). Osphrésiologie. ou traité des odeurs. du sens et des organes de l'olfaction. avec l'histoire détaillée des maladies du nez et des fosses nasales. 1821, 2e édit., 1 fort vol. in-8. 2 fr.

COLLIN. Du traitement des affections pulmonaires par les inhalations sulfureuses de Saint-Honoré (Nièvre). 1864. in-8 de 111 pages. 2 fr. 50

COMBE (George). Traité complet de phrénologie, traduit de l'anglais par le docteur Lebeau. 1844, 2 forts vol. avec fig. 5 fr.

Conférences historiques de la Faculté de médecine faites pendant l'année 1865 (*les Chirurgiens érudits,* par M. Verneuil. — *Gui de Chauliac,* par M. Follin. — *Celse,* par M. Broca. — *Wurtzius,* par M. Trélat. — *Rioland.* par M. Lefort. — *Leuret.* par M. Tarnier. — *Harvey,* par M. Béclard. — *Stahl.* par M. Lasègue. — *Jenner,* par M. Lorain. — *Jean de Vier,* par M. Axenfeld. — *Laennec,* par M. Chauffard. — *Sylvius,* par M. Gubler. — *Stoll,* par M. Parrot). 1 vol. in-8. 6 fr.

COPPEZ. **De l'ophthalmie névro-paralytique.** 1870, in-8. 2 fr.

CORNAZ. **Des abnormités congénitales des yeux et de leurs annexes.** 1848, in-8. 1 fr. 50

CORNIL. **Contribution à l'histoire du développement histologique des tumeurs épithéliales** (squirrhe encéphaloïde, etc.). 1865, in-8 de 31 pages avec 4 planches. 2 fr.

CORNIL. **Mémoire sur les tumeurs épithéliales du col de l'utérus.** 1865, in-8 de 68 pages avec 2 pl. lith. 2 fr.

CORNIL. **Des différentes espèces de néphrites.** 1869, in-8. 3 fr. 50

CORNIL. **Leçons élémentaires d'hygiène**, rédigées d'après le programme adopté par le ministre de l'instruction publique, à l'usage des établissements d'enseignement secondaire par V. Cornil, professeur agrégé à la Faculté de médecine, médecin des hôpitaux de Paris. 1 vol. in-18 avec 27 figures dans le texte. 2 fr. 50

CORNIL et CHARCOT. Voy. CHARCOT.

CORNIL et HÉRARD. Voy. HÉRARD.

CORNIL et RANVIER. **Manuel d'histologie pathologique :**
1re Partie (anatomie pathologique générale). 1869, 1 vol. in-18 avec 169 fig. dans le texte. 4 fr. 50
2e Partie (lésions des tissus et des systèmes, avec 80 fig. intercalées dans le texte. 1873, 1 vol. in-18. 4 fr. 50
La 3e partie qui complétera l'ouvrage est sous presse.

CORNIL et RANVIER. **Contributions à l'étude du développement histologique des tumeurs épithéliales.** Br. in-8. 1 fr.

COSTE et DELPECH. **Recherches sur la génération des mammifères**, suivies de recherches sur la formation des embryons. 1834, 1 vol. in-4 avec 9 fig. 5 fr.

COSTER. **Manuel de médecine pratique basée sur l'expérience**, suivi de deux tableaux synoptiques des empoisonnements. 1837, 1 vol. in-18. 75 c.

COSTES. **Histoire critique et philosophique de la doctrine physiologique.** 1849, 1 vol. in-8. 6 fr.

COUDRET. **Recherches médico-physiologiques sur l'électricité animale.** 1837, 1 vol. in-8. 7 fr.

CRÉTEUR (L.). **Lois et règlements sur la pharmacie en Belgique**, depuis les temps les plus reculés jusqu'à nos jours, ou code annoté à l'usage des pharmaciens praticiens. 1 vol. in-8. 6 fr.

DAMASCHINO. **Des différentes formes de pneumonie aiguë chez les enfants.** 1867, in-8 de 154 pages. 3 fr. 50

DAMASCHINO. **La pleurésie purulente.** 1869, in-8. 3 fr. 50

DAMASCHINO. **Étiologie de la tuberculose.** 1872, in-8 de 204 pages. 2 fr. 50

D'ARDONNE. **La philosophie de l'expression**. étude psychologique. 1871, 1 vol. in-8 de 352 pages. 8 fr.

D'ASSIER (Adolphe). **Physiologie du langage phonétique.** 1868, 1 vol. in-18. 2 fr. 50

D'ASSIER (Adolphe). **Physiologie du langage graphique.** 1868, in-18. 2 fr. 50

D'ASSIER (Adolphe). **Essai de philosophie positive au XIXe siècle.** Première partie : Le Ciel. 1 vol. in-18. 2 fr. 50

DEBROU. La vie. 1869, 1 vol. in-18.   2 fr. 50

DE CANDOLLE. Organographie végétale, ou description raisonnée des organes des plantes. 1844, 2 vol. in-8, avec 60 pl. représentant 422 fig.   6 fr.

DECÈS. Perfectionnement des lieux d'aisances. 1870, in-8 avec planches.   2 fr. 50

DEGRAUX-LAURENT. Études ornithologiques. La puissance de l'aile, ou l'oiseau pris au vol. 1871, 1 vol. in-8 de 260 pages avec 5 pl.   5 fr.

DELAFOND et **BOURGUIGNON. Pathologie et entomologie comparée de la psore** des animaux domestiques et de l'homme (ouvrage couronné par l'Institut), 1862, 1 fort vol. in-4 de 700 pages avec 7 pl.   16 fr.

DELAUNAY. Conférence sur l'astronomie, et en particulier sur le ralentissement du mouvement de rotation de la terre. 1866, in-18 avec 14 fig.   50 c.

DE LA SALZÈDE. Lettres sur le magnétisme animal, considéré sous le point de vue physiologique et psychologique. 1847, 1 vol. in-12.   2 fr. 50

DELAVILLE (aîné). **Cours pratique d'arboriculture fruitière** pour la région du nord de la France. 1872, 1 vol. in-8, illustré de 269 fig.   6 fr.

DELEUZE. Histoire critique du magnétisme animal, 2ᵉ édition, 1819, 2 vol. in-8.   9 fr.

DELEUZE. Mémoire sur la faculté de prévision, avec des notes et des pièces justificatives, et avec une certaine quantité d'exemples de prévisions recueillis chez les anciens et les modernes. 1836, in-8, br.   2 fr. 50

DELEUZE. Instruction pratique sur le magnétisme animal, précédé d'une notice sur la vie et les ouvrages de l'auteur, et suivi d'une lettre d'un médecin étranger. 1853, 1 vol. in-12.   3 fr. 50

DELMAS (Paul). **Mémoire sur l'anatomie et la pathologie du mamelon** dans leurs rapports avec l'allaitement. 1860. in-8.   1 fr.

DELMAS. Étude pratique sur l'hydrothérapie. 1ʳᵉ partie, de l'hydrothérapie à domicile, précédée de quelques considérations générales sur la théorie physiologique de cette méthode de traitement. 1869, in-8.   2 fr.

DELONDRE et **BOUCHARDAT. Quinologie**, des quinquinas et des questions qui, dans l'état présent de la science et du commerce, s'y rattachent avec le plus d'actualité. 1854, 1 vol. gr. in-4, avec 23 pl. col. et 2 cartes.   40 fr.

DELPECH. Chirurgie clinique de Montpellier, ou observations et réflexions tirées des travaux de chirurgie clinique de cette école. 1823-1828, 2 vol. in-4.   12 fr.

DELVAILLE (Camille). **Étude sur l'histoire naturelle.** Première série, contenant : unité d'origine des races humaines ; de l'alimentation par la viande de cheval ; l'œuvre d'Etienne-Geoffroy Saint-Hilaire ; biographie scientifique du xviiiᵉ siècle ; les hommes à queue. 1862, 1 vol. in-18.   3 fr. 50

DELVAILLE (Camille). **De la fièvre de lait**, études critiques et cliniques. 1862, 1 vol, in-8 de 133 pages.   2 fr. 50

DELVAILLE (Camille). De l'exercice de la médecine, nécessité de reviser les lois qui la régissent en France, précédé d'une lettre de M. Jules Simon. 1865, 1 vol. in-8 de 144 pages. 2 fr.

DE PUISAYE ET **LECONTE. Eaux d'Enghien,** au point de vue chimique et médical. 1853, 1 vol. in-8. 5 fr.

DE QUATREFAGES. Ch. Darwin et ses précurseurs français, étude sur le transformisme. 1870, 1 vol. in-8 de la *Bibliothèque de philosophie contemporaine.* 5 fr.

DESCHAMPS (d'Avallon). Compendium de pharmacie pratique, Guide du pharmacien établi et de l'élève en cours d'études. comprenant un traité abrégé des sciences naturelles, une pharmacologie raisonnée et complète, des notions thérapeutiques, et un guide pour les préparations chimiques et les eaux minérales ; un abrégé de pharmacie vétérinaire, une histoire des substances médicamenteuses, un traité de toxicologie, et une étude pratique des substances nécessaires à la photographie et à la galvanoplastie ; précédé d'une introduction par M. le professeur Bouchardat. 1868. 1 vol. gr. in-8 de 1150 pages environ. 20 fr.

DESCHAMPS (d'Avallon). Manuel de pharmacie et Art de formuler, contenant : 1° les principes élémentaires de pharmacie ; 2° des tableaux synoptiques : *a.* des substances médicamenteuses tirées des trois règnes, avec leurs doses et leurs modes d'administration ; *b.* des eaux minérales employées en médecine ; *c.* des substances incompatibles ; 3° les indications pratiques nécessaires pour composer de bonnes formules ; suivi d'un *Formulaire de toutes les préparations iodées* publiées jusqu'à ce jour, par M. Deschamps (d'Avallon), pharmacien de la maison impériale de Charenton. 1856. 1 vol. gr. in-18 avec 19 figures. 3 fr. 50

DESCHAMPS (d'Avallon). Manuel pratique d'analyse chimique. 1859, 2 vol, in-8 de 1034 pages, contenant, l'un l'analyse qualitative. l'autre l'analyse quantitative, avec 80 fig. intercalées dans le texte 7 fr.

DESPRÉS (Arm.) ET **BOUCHUT.** Voy. BOUCHUT.

DESPRETZ. Traité élémentaire de physique (ouvrage adopté par le Conseil de l'instruction publique). 1836. 4° édit. 1 vol. in-8. et 17 pl. 5 fr.

DEVERGIE (Alphonse). Médecine légale théorique et pratique avec le texte et l'interprétation des lois relatives à la médecine légale, revus et annotés par M. Dehaussy de Robécourt. conseiller à la cour de cassation. 1852, 3° édit. 3 vol. in-8. 23 fr.

Le premier volume traite : 1° certificats, rapports et consultations médico-légales ; 2° responsabilité médicale ; 3° mariage ; 4° séparation de corps ; 5° grossesse ; 6° avortement ; 7° accouchement ; 8° paternité, maternité, naissances précoces et tardives, superfétation ; 9° supposition, substitution d'enfant ; 10° infanticides ; 11° attentats à la pudeur ; 12° maladies simulées ; 13° aliénation mentale.
Le second volume traite : 1° coups et blessures volontaires et involontaires ; 2° mort subite ; 3° mort apparente ; 4° époque de la mort ; 5° putréfaction cadavérique ; 6° autopsie ; 7° exhumations ; 8° identité ; 9° suicide ; 10° asphyxie en général ; 11° asphyxie par submersion ; 12° pendaison et strangulation ; 13° combustion spontanée.
Le troisième volume traite les empoisonnements et toutes les questions de chimie légale.

DONDERS. L'astigmatisme et les verres cylindriques. par Donders. professeur à l'Université d'Utrecht. traduit du hollandais, par le docteur Dor. médecin à Vevey. 1862, 1 vol. in-8 de 144 pages. 4 fr. 50

D'OROSZKO. Recherches sur l'homœopathie. 1839. 1 vol. in-8. 2 fr.

DROGNAT-LANDRÉ. De l'extraction de la cataracte. 1869, gr. in-8. 1 fr.

DROGNAT-LANDRÉ. **De la contagion seule cause de la propagation de la lèpre.** 1869, in-8. 2 fr. 50

DUBOIS. **Matière médicale indigène,** ou Histoire des plantes médicinales qui croissent spontanément en France et en Belgique (ouvrage couronné par la Société de médecine de Marseille, en réponse à cette question : *Des ressources que la flore médicale indigène présente aux médecins de campagne*). 1848, 1 vol. in-8. 3 fr.

DUBOIS (d'Amiens). **Philosophie médicale ;** examen des doctrines de Cabanis et de Gall. 1845, 1 vol. in-8. 3 fr.

DUBOUCHET. **Maladies des voies urinaires et des organes de la génération,** contenant la rétention d'urine, les rétrécissements de l'urèthre, les maladies de la glande prostate, de la vessie, des testicules, des vésicules séminales et des conduits spermatiques, des reins et des uretères; la stérilité et l'impuissance; le diabète sucré ou glycosurie; la gravelle et les calculs de la vessie. 10ᵉ édition. 1851, 1 vol. in-8. 5 fr.

DUJARDIN-BAUMETZ. **De la myélite aiguë.** 1872, gr. in-8 de 163 pages. 2 fr. 50

DUPARCQUE. **Traité des maladies de la matrice.** 1839. 2 vol. in-8, 2ᵉ édition. 6 fr.

DU POTET. **Thérapeutique magnétique,** règles de l'application du magnétisme à l'expérimentation pure et au traitement des maladies : spiritualisme; son principe et ses phénomènes. 1863, 1 vol. 12 fr.

DU POTET. **Traité complet de magnétisme,** cours en douze leçons. 1856. 3ᵉ édition, 1 vol. de 634 pages. 7 fr.

DU POTET. **Manuel de l'étudiant magnétiseur,** ou Nouvelle instruction pratique sur le magnétisme, fondée sur *trente années* d'expérience et d'observations. 1869. 4ᵉ édition. 1 vol. gr. in-18. 3 fr. 50

DUPUYTREN. **Leçons orales de clinique chirurgicale** faites à l'Hôtel-Dieu de Paris, par le baron Dupuytren, chirurgien en chef. recueillies et publiées par MM. les docteurs Brierre de Boismont et Marx. 1839, 2ᵉ édition entièrement refondue, 6 vol. in-8. 8 fr.

DURAND (de Gros). **Essais de physiologie philosophique.** 1866. 1 vol. in-8. 8 fr.

DURAND (de Gros). **De l'influence des milieux sur les caractères de races, de l'homme et des animaux.** 1868. br. in-8. 1 fr. 50

DURAND (de Gros). **Ontologie et psychologie physiologique.** 1 vol. in-18. 1871. 3 fr. 50

DURAND (de Gros). **De l'hérédité dans l'épilepsie.** Paris. 1869. br. in-8 de 15 pages. 50 c.

DURAND (de Gros). **Les origines animales de l'homme,** éclairées par la physiologie et l'anatomie comparatives. 1871, 1 vol. in-8. 5 fr.

DURAND-FARDEL. **Traité pratique des maladies chroniques.** 1868, 2 vol. gr. in-8. 20 fr.

DURAND-FARDEL. **Traité thérapeutique des eaux minérales** de France et de l'étranger, et de leur emploi dans les maladies chroniques. 2ᵉ édit., 1862, 1 vol. in-8 de 774 pages, avec carte color. 9 fr.

DURAND-FARDEL. **Traité pratique des maladies des vieillards.** 1873, 2ᵉ édition. 1 fort vol. gr. in-8 de 816 pages. 14 fr.

DURAND-FARDEL. **Lettres médicales sur Vichy.** 3ᵉ édition. 1866, 1 vol. in-18 de 250 pages. 2 fr. 50